BEI GRIN MACHT SICH IHR WISSEN BEZAHLT

AF140310

- Wir veröffentlichen Ihre Hausarbeit,
  Bachelor- und Masterarbeit

- Ihr eigenes eBook und Buch -
  weltweit in allen wichtigen Shops

- Verdienen Sie an jedem Verkauf

Jetzt bei www.GRIN.com hochladen
und kostenlos publizieren

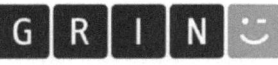

Bibliografische Information der Deutschen Nationalbibliothek:

Die Deutsche Bibliothek verzeichnet diese Publikation in der Deutschen National-
bibliografie; detaillierte bibliografische Daten sind im Internet über http://dnb.d-
nb.de/ abrufbar.

Impressum:

Copyright © 2017 GRIN Verlag
Druck und Bindung: Books on Demand GmbH, Norderstedt Germany
ISBN: 9783668982062

Dieses Buch bei GRIN:

https://www.grin.com/document/491325

Anika Hartmann

Einschätzung des Effekts von vegetarischer Ernährung auf Bluthochdruck

GRIN Verlag

GRIN - Your knowledge has value

Der GRIN Verlag publiziert seit 1998 wissenschaftliche Arbeiten von Studenten, Hochschullehrern und anderen Akademikern als eBook und gedrucktes Buch. Die Verlagswebsite www.grin.com ist die ideale Plattform zur Veröffentlichung von Hausarbeiten, Abschlussarbeiten, wissenschaftlichen Aufsätzen, Dissertationen und Fachbüchern.

Besuchen Sie uns im Internet:

http://www.grin.com/

http://www.facebook.com/grincom

http://www.twitter.com/grin_com

Aus dem Institut für Sozialmedizin, Epidemiologie und Gesundheitsökonomie

der Medizinischen Fakultät der Charité – Universitätsmedizin Berlin

HAUSARBEIT M23

Einschätzung des Effekts von vegetarischer Ernährung auf Bluthochdruck

vorgelegt der Medizinischen Fakultät der

Charité – Universitätsmedizin Berlin

von

Anika Hartmann

WiSe 2016/17

Inhaltsverzeichnis

Zusammenfassung

Hintergrund: Vegetarismus ist mit einer Prävalenz von 4,3 % in der deutschen Bevölkerung ein zunehmender Trend. Gesundheitliche Vorteile dieser Ernährungsweise werden seit zwei Jahrzehnten näher erforscht. Arterielle Hypertonie stellt den wichtigsten Risikofaktor für Herz-Kreislauferkrankung dar. Des Weiteren ist er individuell betrachtet eine große Belastung für die Patienten sowie eine finanzielle Herausforderung für das deutsche Gesundheitssystem, da zudem seine Prävalenz in den letzten Jahren gestiegen ist.

Ziel: Es soll eine literarische Übersicht der aktuellen Forschungsergebnisse verfasst werden, welche vegetarische Ernährung als Einflussfaktor auf Bluthochdruck untersuchen.

Material und Methoden: Es wurde eine systematische Suche anhand der online Datenbanken MEDLINE (Pubmed) und Web of Science am 05.01.2017 durchgeführt. Eingeschlossen wurden sowohl prospektive und retrospektive Studien (randomisierte Kontrollstudien und Kohortenstudien) als auch Meta-Analysen und systematische Reviews. Die untersuchten Parameter der Studien (Teilnehmerzahl, Alter, Art der vegetarischen Ernährung, Blutdruck, Einnahme von Antihypertensiva, BMI) wurden extrahiert, tabellarisch dargestellt und die Studien mit Hilfe der Jadad-Skala bewertet. Die Ergebnisse der Reviews und Meta-Analysen wurden ebenfalls tabellarisch gegenübergestellt.

Ergebnisse: Trotz beschränkter und teils kontroverser Datenlage ist der Konsum von vegetarischer Ernährung signifikant mit einem niedrigeren Blutdruck assoziiert. Dies ist zum einen auf eine Gewichtsreduktion zurückzuführen, aber noch nicht vollständig erklärbar.

Schlussfolgerungen: Vegetarische Ernährung stellt eine ergänzende Möglichkeit dar, Blutdruck nicht-medikamentös zu senken. Weitere Studien sind benötigt um festzustellen, welche Form der vegetarischen Ernährung den Blutdruck am effizientesten beeinflusst und auf welchem Wirkmechanismus dies basiert. Die Implementation dieser Ergebnisse in Form von Public Health Programmen im Bereich Prävention und Gesundheitsförderung birgt ein bisher ungenutztes Potential.

1. Einleitung

1.1. Vegetarische Ernährung

Vegetarismus, Rohkost, Veganismus – pflanzenbasierte Ernährung rückt immer mehr in den Fokus der Gesellschaft. 4,3 % der deutschen Bevölkerung (6,1 % der Frauen, 2,5 % der Männer) im Alter von 18 bis 79 Jahren ernähren sich vegetarisch (1). In einem europäischen Vergleich wird Deutschland als Vorreiter neben Italien und Großbritannien ein Vegetarier-Anteil von 9% zugeschrieben (2). In Deutschland ist dieser Trend ist vor allem in Großstädten und bei Personen mit zunehmendem Bildungsstand zu beobachten (1). Neben ethisch-moralischen oder ökologischen Bedenken können die zunehmend pflanzenbasierten Ernährungsformen als Zeichen des Individualismus oder als neues Statussymbol gewertet werden. Ebenfalls kann man dieses Phänomen als ein zunehmendes Bewusstsein für Gesundheit interpretieren, insbesondere bei Personen aus höheren Bildungsgruppen.

Seit zwei Jahrzehnten wird vegetarische Ernährung zunehmend wissenschaftlich evaluiert. Bisher publizierte Forschungsergebnisse weisen bereits auf gesundheitliche Vorteile hin, beispielsweise in der Kardiologie und Onkologie (3).

1.2. Bluthochdruck

Die arterielle Hypertonie ist mit zunehmender Prävalenz als häufigster kardiovaskulärer Risikofaktor mitunter für die meisten Todesfälle im Erwachsenenalter verantwortlich (4). 2015 starben 12 925 Menschen in Deutschland an Hypertonie allein, die gesamte Zahl der Sterbefälle an Kreislauferkrankungen betrug 356 625 (5). Auch die deutsche Krankheitsversorgung wird finanziell durch arterielle Hypertonie belastet: im Jahr 2008 stellte sie mit über 9'000 Milliarden Euro einen Anteil von 3,6 % der direkt entstandenen Krankheitskosten dar. Diese umfassen neben der medizinischen Heilbehandlung auch Präventions-, Rehabilitations- und Pflegemaßnahmen, sowie die Verwaltungskosten der Leistungserbringer. Zusätzlich gehen indirekte Krankheitskosten einher (gemessen an Arbeitsunfähigkeit, Invalidität und vorzeitigem Tod der Bevölkerung), 2008 waren dies 29'000 verlorene Erwerbstätigkeitsjahre. (6)

1.3. Zielsetzung der Arbeit

Nachdem die arterielle Hypertonie sowohl eine große persönliche Belastung für den Patienten, als auch für das Gesundheitssystem darstellt soll sie in dieser Arbeit exemplarisch herausgegriffen werden und die Forschung der vegetarischen Ernährung in diesem Kontext beleuchtet werden. Eine Übersicht zu aktuellen Ergebnissen in der Literatur soll erstellt werden: Welche Rolle spielt vegetarische Ernährung als Einflussfaktor auf Bluthochdruck?

2. Material und Methoden

Die systematische Recherche wurde orientierend an den PRISMA Richtlinien (Preferred Reporting Items for Systematic Reviews and Meta-Analyses) (7) geplant und durchgeführt. Es wurde die Satzung der Charité – Universitätsmedizin Berlin zur Sicherung Guter Wissenschaftlicher Praxis berücksichtigt.

2.1. Einschlusskriterien

Die Einschlusskriterien wurden mithilfe des PICO Worksheet and Search Strategy erarbeitet (8).

Es wurden prospektive und retrospektive Studien eingeschlossen. Es wurden randomisierte Kontrollstudien und Kohortenstudien untersucht sowie Meta-Analysen und systematische Reviews. Zwillingsstudien wurden explizit eingeschlossen, im Gegensatz zur Meta-Analyse von Yokoyama et. al. (9). Weitere Einschlusskriterien sind die Rekrutierung von erwachsenen Patienten (> 19 Jahre), die vegetarischer Ernährung exponiert waren oder eine solche Ernährung als Interventionsmaßnahme erfahren haben. Tabelle 1 zeigt Varianten vegetarischer Ernährungsweisen, die in dieser Arbeit unter dem Oberbegriff „vegetarische Ernährung" definiert wurden. Die Publikation der Studie oder des Reviews sollte auf deutsch oder englisch verfasst sein. Artikel, welche nur den Bericht von Blutdruckwerten beinhalteten oder als Fallbericht gestalten waren ausgeschlossen. Des Weiteren wurden alle Einträge, die vor dem 05.01.2017 publiziert wurden, berücksichtigt.

Tabelle 1. Varianten vegetarischer Ernährungsweisen.

Variante	gemiedene Lebensmittel
ovo-lacto-vegetarisch	Fleisch- und Fischprodukten
lacto-vegetarisch	Fleisch- und Fischprodukten sowie Eiern
ovo-vegetarisch	Fleisch-, Fisch- und Milchprodukten
pesco-vegetarisch	Fleischprodukten
semi-vegetarisch	Fleisch- und Fischprodukten; Konsum derer seltener als 1/Woche und häufiger als 1/Monat
vegan	sämtlichen tierischen Produkten (Fleisch, Fisch, Milch, Eier, Honig)

2.2. Suchstrategie

Die online Datenbanken MEDLINE (Pubmed) und Web of Science wurden am 05.01.2017 systematisch durchsucht. Es wurden zunächst Oberbegriffe erfasst und alternative Suchterme für die Fragestellung gesammelt. Die gesuchten Artikel sollten eines oder mehr der Schlüsselwörter für vegetarische Ernährung (vegetarian diet, vegan diet, plant based diet) und für Blutdruck (blood pressure, hypertension, prehypertension) enthalten.

Die benutzte Suchstrategie ist in Tabelle 2 dargestellt.

Tabelle 2. Suchstrategie für MEDLINE/Pubmed.

1	"blood pressure"[Mesh] OR "blood pressure"[Title/Abstract]
2	"hypertension"[Mesh] OR ""hypertension"[Title/Abstract]
3	"prehypertension"[Mesh] OR "prehypertension"[Title/Abstract]
4	1 OR 2 OR 3
5	"vegetarian diet"[Mesh] OR "vegetarian diet"[Title/Abstract] OR "diet, vegetarian"[Mesh] OR "diet, vegetarian"[Title/Abstract] OR "vegetarian diets"[Mesh] OR "vegetarian diets"[Title/Abstract] OR "vegetarianism"[Mesh] OR "vegetarianism"[Title/Abstract]
6	"vegan diet"[Mesh] OR "vegan diet"[Title/Abstract] OR "diet, vegan"[Mesh] OR "diet, vegan"[Title/Abstract] OR "vegan diets"[Mesh] OR "vegan diets"[Title/Abstract]
7	"plant based diet"[Title/Abstract]
8	5 OR 6 OR 7
9	4 AND 8

2.3. Studienauswahl

Aus den gefundenen Treffern wurden zunächst doppelt vorhandene Publikationen entfernt. Im Anschluss wurden die Artikel nach Vorhandensein von Volltexten aussortiert. Daraufhin wurden die Publikationen mittels des Titels und des Abstracts (in Ausnahmefällen des Volltextes) eingeschätzt, ob sie inhaltlich für dieses Review von Bedeutung sind.

2.4. Qualitätsprüfung

Im letzten Schritt wurde die Qualität der eingeschlossenen Studien nach der Jadad-Skala bewertet (11). Mittels einer standardisierten Tabelle wurden die Studien auf drei Qualitätsmerkmale untersucht. Von maximal fünf Punkten wurde jeweils ein Punkt für die Nennung und für die Beschreibung der Randomisierung vergeben. Die Erwähnung der Verblindung gab einen Punkt, einen weiteren falls die Methode der Verblindung angemessen war. Ein letzter Punkt wurde für die Beschreibung des Teilnahmeverhaltens der Probanden vergeben (Drop-Out bzw. Noncompliance).

3. Ergebnisse

3.1. Suchergebnisse

Die Suche bei MEDLINE/Pubmed und Web of Science ergab primär 713 Treffer. Zusätzlich wurde im Literaturverzeichnis des Kapitels „How Not to Die from Hypertension" des Sachbuchs „How Not to Die" von Michael Greger, MD 20 zusätzliche Artikel identifiziert. Nach Entfernung von 163 Duplikaten war es bei 341 Artikeln möglich, den Volltext zu beschaffen. Davon wurden 290 aus verschiedenen Gründen ausgeschlossen (siehe Abb. 1). Letztlich wurden 38 Studien aus den Jahren 1977-2016 eingeschlossen, davon 10 randomisierte kontrollierte Studien, sowie 13 Reviews, davon eine Meta-Analyse.

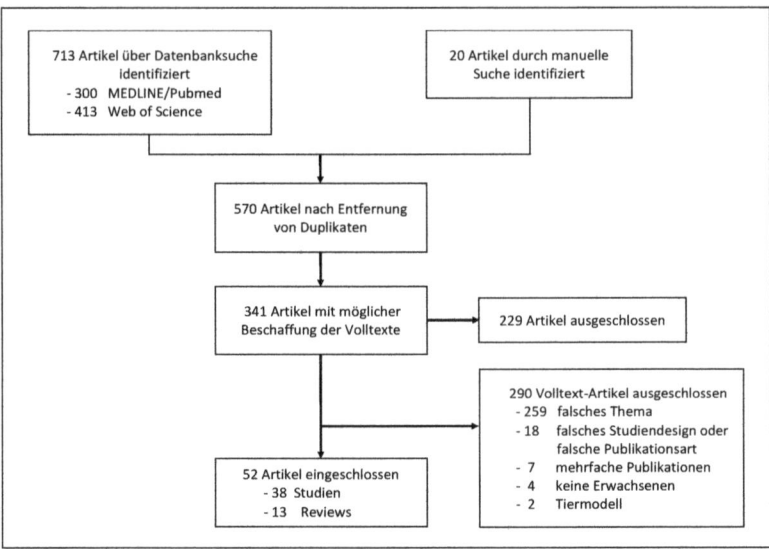

Abbildung 1. Flowchart der Ergebnisse der Literatursuche.

3.2. Studiencharakteristika

In Tabelle 3 sind die wichtigsten Studiencharakteristika sowie Eigenschaften der Studienpopulationen dargestellt. Es wird das Studiendesign beschrieben (Observation/Intervention), die Anzahl der Probanden, Art der vegetarischen Ernährung, das Durchschnittsalter der Probanden, die durchschnittlichen Blutdrücke der Interventions- und der Kontrollgruppe bzw. prä-interventionell, der Anteil der Probanden mit Einnahme von Antihypertensiva sowie der durchschnittliche BMI.

Tabelle 3. Übersichtstabelle klinischer Studien.

Verfasser (Land, Jahr)	Studiendesign	Art der vegetarischen Ernährung	Teilnehmer-zahl (N)	Altersdurch-schnitt (Jahre)	Durchschnitt BP Intervention (mmHg)	Durchschnitt BP BL oder KG (mmHg)	Antihypertensiva (%)	Durchschnitt BMI (kg/m²)	Jadad-Skala
Appleby et al (12) (UK, 2002)	Observation	lacto-ovo, vegan	M: 1790 F: 6873	M: 48 F: 46	M: 124,2/77,2 F: 119,7/73,7	M: 125,6/77,4 F: 119,7/73,7	0	NR	n. a., da keine RCT
Armstrong et al (13) (Australia, 1977)	Observation	lacto-ovo, vegan	M: 280 F: 428	50	128,7/76,2	139,3/84,5	NR	NR	n. a., da keine RCT
Bloomer et al (14) (USA, 2015)	Intervention	vegan	M: 6 F: 29	33	120,6/74	125,2/67,3	NR	25,4	3
Bloomer et al (15) (USA, 2010)	Intervention	vegan	M: 13 F: 30	35	105,9/67,0	114,7/72,2	4	26,0	1
Chainani-Wu et al (16) (USA, 2011)	Intervention	vegan	125	57,4	117/72	126,3/76,8	NR	31,8	n. a., da keine RCT
Chuang et al (17) (Taiwan, 2016)	Observation	lacto-ovo, vegan	M: 1115 F: 2994	45,1	112,0/67,7	114,6/69,6	NR	22,1	n. a., da keine RCT
Famodu et al (18) (Nigeria, 1998)	Observation	lacto-ovo, vegan	76	48,6	111,0/78,3	109,2/74,1	NR	28,8	n. a., da keine RCT
Fontana et al (19) (USA, 2007)	Intervention	vegan	M: 39 F: 24	53,1	104/62	127/75,5	0	23,0	0
Fraser et al (20) (USA, 2015)	Observation	lacto-ovo, vegan	M: 159 F: 353	57,4	121,1/75,3	120,8/74,7	0	29,7	n. a., da keine RCT
Fu et al (21) (Taiwan, 2006)	Observation	lacto-ovo, vegan	F: 70	55	121/72	133/82	0	23,5	n. a., da keine RCT
Huang et al (22) (Taiwan, 2011)	Observation	lacto-ovo, vegan	M: 519 F: 552	71	137,9/75,0	133,8/76,1	0	23,7	n. a., da keine RCT
Kent et al (23) (Australien, 2013)	Intervention	vegan	5046	57,3	126,4/75,7	133,3/79,8	NR	31,0	n. a., da keine RCT
Kestin et al (24) (Australien, 1989)	Intervention	lacto-ovo	M: 26	44	123/76,1	123/75,7	0	25,5	2
Kim et al (25) (Südkorea, 2012)	Observation	lacto-ovo	F: 107	62,6	132,8/81	151,8/90,4	0	23,8	n. a., da keine RCT
Koertge et al (26) (USA, 2003)	Intervention	vegan	M: 347 F: 93	58	130/76	132,6/78,8	5	28,1	n. a., da keine RCT
Lindahl et al (27) (Schweden, 1984)	Intervention	vegan	26	NR	151/88	142/83	100	NR	n. a., da keine RCT
Margetts et al (28) (Australia, 1988)	Intervention	lacto-ovo	54	NR	108,5/71,7	109,6/69,6	NR	NR	2
McDougall et al (29) (USA, 2014)	Intervention	vegan	M: 563 F: 1052	58	120/74	128/80	33,6	NR	n. a., da keine RCT
Melby et al (30) (USA, 1989)	Observation	lacto-ovo	378	53,4	116,7/68,6	120,5/70,0	NR	26,6	n. a., da keine RCT
Melby et al (31) (USA, 1994)	Observation	lacto-ovo	111	46,9	117,5/77,6	120,4/78,5	0	27,5	n. a., da keine RCT
Mishra et al (32) (USA, 2013)	Intervention	vegan	215	45,2	124/79	128/79	NR	33,8	3
Nakamoto et al (33) (Japan, 2008)	Observation	lacto-ovo, semi-vegetarian	M: 52 F: 73	43,8	113,5/68,3	125,2/79,3	0	21,3	n. a., da keine RCT
Ophir et al (34) (Israel, 1983)	Observation	lacto-ovo	M: 100 F: 196	60	126/77	147/88	NR	NR	n. a., da keine RCT
Orlov et al (35) (Russland, 1994)	Observation	vegan	20	49,2	121,0/70,5	139,8/85,7	NR	21,37	n. a., da keine RCT
Pauletto et al (36) (Italien, 1996)	Observation	lacto-ovo	1263	42,4	133/76	123/72	NR	20,6	n. a., da keine RCT

Verfasser (Land, Jahr)	Studiendesign	Art der vegetarischen Ernährung	Teilnehmer-zahl (N)	Altersdurch-schnitt (Jahre)	Durchschnitt BP Intervention (mmHg)	Durchschnitt BP BL oder KG (mmHg)	Antihypertensiva (%)	Durchschnitt BMI (kg/m²)	Jadad-Skala
Pettersen et al (37) (USA, 2012)	Observation	lacto-ovo, vegan	M: 180 F: 320	62,6	123/71	127/78	25,2	26,9	n. a., da keine RCT
Rodriguez-Moran et al (38) (Mexiko, 2009)	Observation	vegan	M: 149 F: 84	31,1	108,9/63,9	112/67,3	NR	23,4	n. a., da keine RCT
Rouse et al (39) (Australien, 1982)	Observation	lacto-ovo, vegan	293	NR	114/67	122,2/73,2	NR	NR	n. a., da keine RCT
Rouse et al (40) (Australien, 1986)	Intervention	lacto-ovo	M: 28 F: 29	40,3	Δ -6,8/-2,7	/	0	NR	n. a., da keine RCT
Sacks et al (41) (USA, 1988)	Observation	lacto-ovo, vegan	810	NR	112,3/66	120,6/76,7	NR	NR	n. a., da keine RCT
Sarri et al (42) (Griechenland, 2006)	Observation	lacto-ovo	M: 35 F: 32	40,5	122,6/77,8	110/68,2	0	27,4	n. a., da keine RCT
Sciarrone et al (43) (Australia, 1993)	Intervention	lacto-ovo	M: 20	41	128/75	131/78	0	25,4	2
Shridhar et al (44) (Indien, 2014)	Observation	lacto	6555	40,9	Δ -0,7/-0,9	/	16,9	23,9	2
Slavicek et al (45) (Tschechische Republik, 2008)	Observation	lacto-ovo	M: 320 F: 1029	51	123,8/77,5	129,8/79,8	NR	24,8	n. a., da keine RCT
Toobert et al (46) (USA, 2000)	Intervention	lacto-ovo	F: 28	63,6	135/64	147/64	76	31,4	2
Trepanowski et al (47) (USA, 2012)	Intervention	vegan	M: 12 F: 27	NR	105,5/66,9	110,7/71,5	0	25	4
Woo et al (48) (Hong Kong, 1998)	Observation	lacto-ovo	F: 131	81,3	150/76	143/79	NR	22,5	n. a., da keine RCT
Yu et al (49) (Hong Kong, 2014)	Intervention	lacto-ovo	M: 23 F: 19	65,9	142,9/81,3	145,4/81	33,3	NR	3

Legende: BP: Blutdruck; BL: Baseline; KG: Kontrollgruppe; M: Männer; F: Frauen; NR: nicht berichtet; RCT: randomisierte kontrollierte Studie

Tabelle 4. Übersichtstabelle Reviews.

Verfasser (Land, Jahr)	Titel	Publikationsart	Ergebnis (im Vergleich zu Omnivoren)
Craig, W. J. (50) (USA, 2009)	Health effects of vegan diets	Review	niedriger BP bei veganer Ernährung
Dominique Ashen, M. (51) (USA, 2013)	Vegetarian diets in cardiovascular prevention	Review	niedriger BP und niedrigere Prävalenz von art. Hypertonie bei vegetarischer Ernährung
Dwyer, J. T. (52) (USA, 1988)	Health aspects of vegetarian diets	Review	niedriger BP bei vegetarischer Ernährung, eingeschränkter Effekt bei vegetarische Ernährung von Omnivoren und frutarischer Ernährung von Trappisten
Fraser, G. E. (53) (USA, 2009)	Vegetarian diets: what do we know of their effects on common chronic diseases?	Review	niedriger BP bei vegetarischer Ernährung wahrscheinlich, Ursachen kontrovers
Harland, J.; Garton, L. (54) (USA, 2016)	An update of the evidence relating to plant-based diets and cardiovascular disease, type 2 diabetes and overweight	Review	niedriger BP bei pflanzenbasierter Ernährung
Hermansen, K. (55) (Dänemark, 2000)	Diet, blood pressure and hypertension	Review	niedriger BP bei DASH-Diät
Le, L. T.; Sabate, J. (56) (USA, 2014)	Beyond Meatless, the Health Effects of Vegan Diets: Findings from the Adventist Cohorts	Review	Vegetarier haben eine 55%, Veganer eine 75% geringere Odds für das Entwickeln einer art. Hypertonie
McEvoy, C. T.; Temple, N.; Woodside, J. V. (57) (Kanada, 2012)	Vegetarian diets, low-meat diets and health: a review	Review	niedrigere Inzidenz von art. Hypertonie bei Vegetariern, da diese und insb. Veganer schlanker sind
Myers, V. H.; Champagne, C. M. (58) (USA, 2007)	Nutritional effects on blood pressure	Review	niedrigere Prävalenz von art. Hypertonie bei pflanzenbasierter Ernährung
Rouse, I. L.; Beilin, L. J. (59) (Australien, 1984)	Vegetarian diet and blood pressure	Review	niedriger BP und niedrigere Prävalenz von art. Hypertonie bei vegetarischer Ernährung, Effekt teils aufgrund des geringen Körpergewichts, teils unabhängig von Körpergewicht und Salzkonsum
Sabate, J.; Wien, M. (60) (USA, 2015)	A perspective on vegetarian dietary patterns and risk of metabolic syndrome	Review	niedriger BP und niedrigere Prävalenz von art. Hypertonie bei vegetarischer Ernährung
Yokoyama et al (9) (Japan, 2014)	Vegetarian Diets and Blood Pressure A Meta-analysis	Meta-Analyse	niedriger BP bei vegetarischer Ernährung
Yokoyama, Y.; Tsubota, K.; Watanabe, M. (61) (Japan, 2016)	Effects of vegetarian diets on blood pressure	Review	niedriger BP bei vegetarischer Ernährung; bisher unklar welche vegetarische Ernährungsform am effektivsten; Effekt teilweise durch Gewichtsreduktion zu erklären

Legende: DASH: Dietary Approaches to Stop Hypertension

11

3.3. Qualitätsmerkmale

Von insgesamt 38 untersuchten klinischen Studien waren 10 randomisierte kontrollierte Studien. Deren Bewertung mittels der Jadad-Skala war nur eingeschränkt möglich. Eine Verblindung bei der Zuordnung einer Ernährungsform ist schwer möglich. Allein bei Trepanowski et al. (47) konnte eine Verblindung bzgl. der Verschreibung eines Krillöl-Zusatzpräparats stattfinden. Bei den meisten RCT wurde eine Randomisierung sowie die Anzahl der Drop-Outs genannt.

Der Großteil der gefundenen Arbeiten waren Kohortenstudien (12, 31, 44), bei denen mit teilweise bis zu mehreren Tausend Probanden signifikante Ergebnisse erzielt werden konnten.

Von 13 gefunden Reviews war nur eines als Meta-Analyse gestaltet, sodass bisher nur eine statistische Auswertung als Überblick von vorhandenen Studien existiert.

4. Diskussion

4.1. Hauptergebnisse

Insgesamt kann gesagt werden, dass vegetarische Ernährung mit einem niedrigeren Blutdruck und einer geringeren Prävalenz von arterieller Hypertonie assoziiert ist. Nach Adjustierung der Probanden nach BMI, Rauchen und Alkoholkonsum ist derselbe Effekt zu beobachten, wenn auch abgeschwächt. Der durchschnittliche Blutdruck der untersuchten Interventionsgruppen bzw. post-interventionell beträgt 122,5/73,4 mmHg, wohingegen bei der Kontrollgruppe bzw. prä-interventionell ein Blutdruck von durchschnittlich 127,4/76,5 mmHg gemessen wurde (siehe Abbildung 2). Dieses Ergebnis wird nur von einzelnen Studien nicht bestätigt (18, 22, 24, 27, 36, 62).

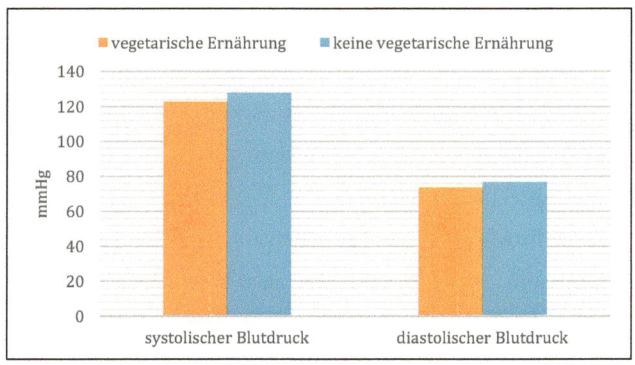

Abbildung 2. Durchschnittliche Blutdrücke der klinischen Studien im Vergleich.

Alle gefundenen Reviews bestätigen im Überblick, dass eine pflanzenbasierte bzw. vegetarische Ernährung mit einem niedrigeren Blutdruck in Zusammenhang steht.

Ein umstrittener Punkt in einer Vielzahl der Studien sowie in den Reviews war das Einhergehen von vegetarischer Ernährung mit einem niedrigerem BMI als bei Omnivoren. Meist waren die Vegetarier im Schnitt schlanker als Omnivoren, sodass ein hoher BMI bzw. hohes Körpergewicht als Zwischenschritt in der Kausalkette Vegetarismus – niedriger Blutdruck diskutiert wurde. Daraufhin wurden in Arbeiten wie von Fontana et al. (19) Veganer und Probanden der Kontrollgruppe neben Alter, Geschlecht und bekannten Confoundern, wie Rauchen und Alkohol, auch hinsichtlich BMI abgestimmt. Hierbei konnte signifikant gezeigt werden, dass dauerhafte vegane Ernährung auch unabhängig vom BMI mit einem niedrigeren Blutdruck einhergeht als omnivore Ernährung, sogar bei Langzeit-Ausdauersportlern.

Der Effekt ist demnach teilweise durch Gewichtsreduktion zu erklären, allerdings nicht vollständig. Zudem ist bisher unklar, welche vegetarische Ernährungsform am effektivsten ist, da bisherige Studien kontroverse Ergebnisse liefern. Appleby et al. (12, 36) zeigten, dass eine pesco-vegetarische Ernährung bezüglich der Reduktion des Blutdrucks einen vergleichbaren Effekt wie eine lacto-ovo-vegetarische Ernährung hervorruft, wohingegen Pauletto et al. niedrigere Blutdrücke bei Vegetariern beobachteten, die Fisch konsumieren (36).

4.2. Limitationen

Diese literarische Übersicht hat diverse Stärken und Schwachpunkte. Ein Vorteil ist, dass vegetarische Ernährung als Ernährungsmuster einfach auf die allgemeine Bevölkerung zu übertragen ist, im Gegensatz zu hohem Konsum von nur einem Lebensmittel oder Nahrungsergänzungsmittel beispielsweise.

Zu kritisieren ist, dass die Mehrheit der 38 untersuchten Studien als Observation gestaltet war. Diese waren zum einen allesamt sehr heterogen im Studiendesign, sodass es schwer war sie zu vergleichen. Nicht alle Studien adjustierten die Probanden nach Confoundern, wie Rauchen, Alkoholkonsum und BMI. Außerdem waren die meisten Observationsstudien als Querschnitts- und nicht als prospektive Studie durchgeführt. Zuletzt weichen sie vom Gold-Standard der medizinischen Forschung ab und können eine Kausalität nicht eindeutig belegen. Es sind bisher nur wenige randomisierte Kontrollstudien zu diesem Thema zu finden. Die gefundenen zehn RCT konnten mittels der Jadad-Skala nur mittelmäßig bewertet werden, da das Kriterium „Verblindung" bei einer Ernährungsintervention schwierig durchzuführen ist.

Ein Vorteil der vielen Kohortenstudien ist die große Fallzahl. Außerdem wurden mittels der Einschlusskriterien von langjährigen Vegetariern bzw. Veganern auch Langzeiteffekte untersucht.

Eine Anzahl von 13 Reviews durch unabhängige Autoren ermöglicht verschiedene Vergleiche der Studien. Durch die individuelle Begutachtung und einheitliche Bestätigung der Studienergebnisse lässt auf die Gültigkeit dieser Aussage schließen.

4.3. Fazit

Vegetarische Ernährung stellt eine einfache Möglichkeit dar nicht-pharmakologisch den Blutdruck zu beeinflussen. Gerade bei Patienten mit grenzwertig hohem Blutdruck kann diese Ernährungsform sinnvoll therapeutisch eingesetzt werden.

Da der genaue Wirkmechanismus noch unerforscht ist, ebenso wenig die Effektivität der unterschiedlichen vegetarischen Ernährungsformen bzgl. der Beeinflussung des Blutdrucks, sind hier noch weitere Studien nötig.

Im Kontext von zunehmender Prävalenz von Bluthochdruck ist insbesondere die präventive Funktion dieser Ernährungsform interessant. Daher wäre im Sektor Public Health weitere Forschung hilfreich, sowohl was eine dauerhafte finanzielle Entlastung des

Gesundheitssystems betrifft als auch eine Senkung der Mortalität durch Herz-Kreislauf-Erkrankungen.

5. Literaturverzeichnis

1. Mensink GBM LBC, Brettschneider AK. Verbreitung der vegetarischen Ernährungsweise in Deutschland. Journal of Health Monitoring. 2016;1(2)(2–15 DOI 10.17886/RKI-GBE-2016-033).

2. Leitzmann C. Vegetarian nutrition: past, present, future. Am J Clin Nutr. 2014;100 Suppl 1:496S-502S.

3. Appleby PN, Key TJ. The long-term health of vegetarians and vegans. Proceedings of the Nutrition Society. 2016;75(3):287-93.

4. Gesundheit in Deutschland. Gesundheitsberichterstattung des Bundes. In: RKI, editor. Berlin: Robert Koch-Institut; 2009. p. 128.

5. Fachserie 12, Reihe 4. Wiesbaden: Statistisches Bundesamt; 2015. p. 7.

6. Fachserie 12, Reihe 7.2. Wiesbaden: Statistisches Bundesamt; 2002-2008. p. 39;45.

7. Moher D, Liberati A, Tetzlaff J, Altman DG, Group P. Preferred reporting items for systematic reviews and meta-analyses: the PRISMA statement. J Clin Epidemiol. 2009;62(10):1006-12.

8. Miller SA. PICO Worksheet and Search Strategy 2001 [Accessed January 27 2017, at: http://www.usc.edu/hsc/ebnet/ebframe/PICO Worksheet SS.pdf.]

9. Yokoyama Y, Nishimura K, Barnard ND, Takegami M, Watanabe M, Sekikawa A, et al. Vegetarian Diets and Blood Pressure A Meta-analysis. Jama Internal Medicine. 2014;174(4):577-87.

10. Barnard ND, Levin SM, Yokoyama Y. A Systematic Review and Meta-Analysis of Changes in Body Weight in Clinical Trials of Vegetarian Diets. Journal of the Academy of Nutrition and Dietetics. 2015;115(6):954-69.

11. Halpern S. H. DMJ. Appendix: Jadad Scale for Reporting Randomized Controlled Trials. Evidence-based Obstetric Anesthesia. Oxford, UK: Blackwell Publishing Ltd; 2005. p. 237-8.

12. Appleby PN, Davey GK, Key TJ. Hypertension and blood pressure among meat eaters, fish eaters, vegetarians and vegans in EPIC-Oxford. Public Health Nutrition. 2002;5(5):645-54.

13. Armstrong B, van Merwyk AJ, Coates H. Blood pressure in Seventh-day Adventist vegetarians. Am J Epidemiol. 1977;105(5):444-9.

14. Bloomer RJ, Gunnels TA, Schriefer JM. Comparison of a Restricted and Unrestricted Vegan Diet Plan with a Restricted Omnivorous Diet Plan on Health-Specific Measures. Healthcare (Basel, Switzerland). 2015;3(3):544-55.

15. Bloomer RJ, Kabir MM, Canale RE, Trepanowski JF, Marshall KE, Farney TM, et al. Effect of a 21 day Daniel Fast on metabolic and cardiovascular disease risk factors in men and women. Lipids in Health and Disease. 2010;9.

16. Chainani-Wu N, Weidner G, Purnell DM, Frenda S, Merritt-Worden T, Pischke C, et al. Changes in Emerging Cardiac Biomarkers After an Intensive Lifestyle Intervention. American Journal of Cardiology. 2011;108(4):498-507.

17. Chuang SY, Chiu TH, Lee CY, Liu TT, Tsao CK, Hsiung CA, et al. Vegetarian diet reduces the risk of hypertension independent of abdominal obesity and inflammation: a prospective study. J Hypertens. 2016;34(11):2164-71.

18. Famodu AA, Osilesi O, Makinde YO, Osonuga OA. Blood pressure and blood lipid levels among vegetarian, semi-vegetarian, and non-vegetarian native Africans. Clinical Biochemistry. 1998;31(7):545-9.

19. Fontana L, Meyer TE, Klein S, Holloszy JO. Long-term low-calorie low-protein vegan diet and endurance exercise are associated with low cardiometabolic risk. Rejuvenation Research. 2007;10(2):225-34.

20. Fraser G, Katuli S, Anousheh R, Knutsen S, Herring P, Fan J. Vegetarian diets and cardiovascular risk factors in black members of the Adventist Health Study-2. Public Health Nutrition. 2015;18(3):537-45.

21. Fu CH, Yang CC, Lin CL, Kuo TB. Effects of long-term vegetarian diets on cardiovascular autonomic functions in healthy postmenopausal women. The American journal of cardiology. 2006;97(3):380-3.

22. Huang CJ, Fan YC, Liu JF, Tsai PS. Characteristics and nutrient intake of Taiwanese elderly vegetarians: evidence from a national survey. British Journal of Nutrition. 2011;106(3):451-60.

23. Kent L, Morton D, Rankin P, Ward E, Grant R, Gobble J, et al. The effect of a low-fat, plant-based lifestyle intervention (CHIP) on serum HDL levels and the implications for metabolic syndrome status - a cohort study. Nutrition & Metabolism. 2013;10.

24. Kestin M, Rouse IL, Correll RA, Nestel PJ. Cardiovascular disease risk factors in free-living men: comparison of two prudent diets, one based on lactoovovegetarianism and the other allowing lean meat. Am J Clin Nutr. 1989;50(2):280-7.

25. Kim MH, Bae YJ. Postmenopausal vegetarians' low serum ferritin level may reduce the risk for metabolic syndrome. Biological trace element research. 2012;149(1):34-41.

26. Koertge J, Weidner G, Elliott-Eller M, Scherwitz L, Merritt-Worden TA, Marlin R, et al. Improvement in medical risk factors and quality of life in women and men with coronary artery disease in the multicenter lifestyle demonstration project. American Journal of Cardiology. 2003;91(11):1316-22.

27. Lindahl O, Lindwall L, Spangberg A, Stenram A, Ockerman PA. A vegan regimen with reduced medication in the treatment of hypertension. The British journal of nutrition. 1984;52(1):11-20.

28. Margetts BM, Beilin LJ, Armstrong BK, Vandongen R. Vegetarian diet in mild hypertension: effects of fat and fiber. Am J Clin Nutr. 1988;48(3 Suppl):801-5.

29. McDougall J, Thomas LE, McDougall C, Moloney G, Saul B, Finnell JS, et al. Effects of 7 days on an ad libitum low-fat vegan diet: the McDougall Program cohort. Nutrition Journal. 2014;13.

30. Melby CL, Goldflies DG, Hyner GC, Lyle RM. Relation between vegetarian/nonvegetarian diets and blood pressure in black and white adults. Am J Public Health. 1989;79(9):1283-8.

31. Melby CL, Toohey ML, Cebrick J. Blood pressure and blood lipids among vegetarian, semivegetarian, and nonvegetarian African Americans. Am J Clin Nutr. 1994;59(1):103-9.

32. Mishra S, Xu J, Agarwal U, Gonzales J, Levin S, Barnard ND. A multicenter randomized controlled trial of a plant-based nutrition program to reduce body weight and cardiovascular risk in the corporate setting: the GEICO study. European Journal of Clinical Nutrition. 2013;67(7):718-24.

33. Nakamoto K, Watanabe S, Kudo H, Tanaka A. Nutritional characteristics of middle-aged Japanese vegetarians. Journal of Atherosclerosis and Thrombosis. 2008;15(3):122-9.

34. Ophir O, Peer G, Gilad J, Blum M, Aviram A. Low blood pressure in vegetarians: the possible role of potassium. Am J Clin Nutr. 1983;37(5):755-62.

35. Orlov SN, Agren JJ, Hanninen OO, Nenonen MT, Lietava J, Rauma AL, et al. Univalent cation fluxes in human erythrocytes from individuals with low or normal sodium intake. Journal of cardiovascular risk. 1994;1(3):249-54.

36. Pauletto P, Puato M, Caroli MG, Casiglia E, Munhambo AE, Cazzolato G, et al. Blood pressure and atherogenic lipoprotein profiles of fish-diet and vegetarian villagers in Tanzania: the Lugalawa study. Lancet. 1996;348(9030):784-8.

37. Pettersen BJ, Anousheh R, Fan J, Jaceldo-Siegl K, Fraser GE. Vegetarian diets and blood pressure among white subjects: results from the Adventist Health Study-2 (AHS-2). Public Health Nutrition. 2012;15(10):1909-16.

38. Rodriguez-Moran M, Guerrero-Romero F, Rascon-Pacheco RA. Dietary factors related to the increase of cardiovascular risk factors in traditional Tepehuanos communities from Mexico. A 10 year follow-up study. Nutrition, metabolism, and cardiovascular diseases : NMCD. 2009;19(6):409-16.

39. Rouse IL, Armstrong BK, Beilin LJ. Vegetarian diet, lifestyle and blood pressure in two religious populations. Clinical and experimental pharmacology & physiology. 1982;9(3):327-30.

40. Rouse IL, Beilin LJ, Mahoney DP, Margetts BM, Armstrong BK, Record SJ, et al. Nutrient intake, blood pressure, serum and urinary prostaglandins and serum thromboxane B2 in a controlled trial with a lacto-ovo-vegetarian diet. J Hypertens. 1986;4(2):241-50.

41. Sacks FM, Kass EH. Low blood pressure in vegetarians: effects of specific foods and nutrients. Am J Clin Nutr. 1988;48(3 Suppl):795-800.

42. Sarri K, Linardakis M, Codrington C, Kafatos A. Does the periodic vegetarianism of Greek Orthodox Christians benefit blood pressure? Preventive Medicine. 2007;44(4):341-8.

43. Sciarrone SE, Strahan MT, Beilin LJ, Burke V, Rogers P, Rouse IR. Ambulatory blood pressure and heart rate responses to vegetarian meals. J Hypertens. 1993;11(3):277-85.

44. Shridhar K, Dhillon PK, Bowen L, Kinra S, Bharathi AV, Prabhakaran D, et al. The Association between a Vegetarian Diet and Cardiovascular Disease (CVD) Risk Factors in India: The Indian Migration Study. Plos One. 2014;9(10).

45. Slavicek J, Kittnar O, Fraser GE, Medova E, Konecna J, Zizka R, et al. Lifestyle decreases risk factors for cardiovascular diseases. Central European journal of public health. 2008;16(4):161-4.

46. Toobert DJ, Glasgow RE, Radcliffe JL. Physiologic and related behavioral outcomes from the Women's Lifestyle Heart Trial. Annals of Behavioral Medicine. 2000;22(1):1-9.

47. Trepanowski JF, Kabir MM, Alleman RJ, Bloomer RJ. A 21-day Daniel fast with or without krill oil supplementation improves anthropometric parameters and the cardiometabolic profile in men and women. Nutrition & Metabolism. 2012;9.

48. Woo J, Kwok T, Ho SC, Sham A, Lau E. Nutritional status of elderly Chinese vegetarians. Age and Ageing. 1998;27(4):455-61.

49. Yu R, Woo J, Chan AS, Sze SL. A Chinese Chan-based mind-body intervention improves psychological well-being and physical health of community-dwelling elderly: a pilot study. Clinical Interventions in Aging. 2014;9:727-36.

50. Craig WJ. Health effects of vegan diets. American Journal of Clinical Nutrition. 2009;89(5):S1627-S33.

51. Dominique Ashen M. Vegetarian diets in cardiovascular prevention. Current treatment options in cardiovascular medicine. 2013;15(6):735-45.

52. Dwyer JT. Health aspects of vegetarian diets. Am J Clin Nutr. 1988;48(3 Suppl):712-38.

53. Fraser GE. Vegetarian diets: what do we know of their effects on common chronic diseases? American Journal of Clinical Nutrition. 2009;89(5):S1607-S12.

54. Harland J, Garton L. An update of the evidence relating to plant-based diets and cardiovascular disease, type 2 diabetes and overweight. Nutrition Bulletin. 2016;41(4):323-38.

55. Hermansen K. Diet, blood pressure and hypertension. British Journal of Nutrition. 2000;83:S113-S9.

56. Le LT, Sabate J. Beyond Meatless, the Health Effects of Vegan Diets: Findings from the Adventist Cohorts. Nutrients. 2014;6(6):2131-47.

57. McEvoy CT, Temple N, Woodside JV. Vegetarian diets, low-meat diets and health: a review. Public Health Nutrition. 2012;15(12):2287-94.

58. Myers VH, Champagne CM. Nutritional effects on blood pressure. Current Opinion in Lipidology. 2007;18(1):20-4.

59. Rouse IL, Beilin LJ. Vegetarian diet and blood pressure. J Hypertens. 1984;2(3):231-40.

60. Sabate J, Wien M. A perspective on vegetarian dietary patterns and risk of metabolic syndrome. British Journal of Nutrition. 2015;113:S136-S43.

61. Yokoyama Y, Tsubota K, Watanabe M. Effects of vegetarian diets on blood pressure. Nutrition and Dietary Supplements. 2016;8:57-64.

62. Orlich MJ, Singh PN, Sabate J, Jaceldo-Siegl K, Fan J, Knutsen S, et al. Vegetarian Dietary Patterns and Mortality in Adventist Health Study 2. Jama Internal Medicine. 2013;173(13):1230-8.

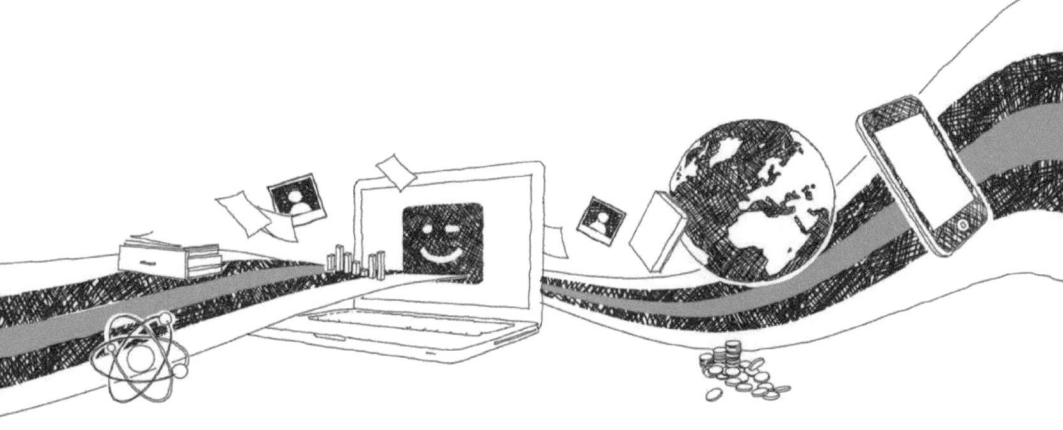
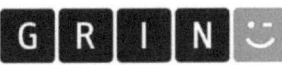